DIE MAGISCHE KARTOFFEL

Wie die Wunderknolle beim Abnehmen hilft

Mag. Eva Prasch

CONTENTS

ÜBER MICH

Ich freue mich, Dir dieses Buch präsentieren zu dürfen und Dir einen Einblick in meine Leidenschaft und Expertise auf dem Gebiet der gesunden Ernährung zu geben.

Mein Name ist Eva und ich bin Autorin dieses Buches über gesunde Ernährung und Gewichtsabnahme.

Seit vielen Jahren beschäftige ich mich intensiv mit den Themen Ernährung, Gesundheit und Wohlbefinden.

Ich habe zahlreiche Studien und Forschungsergebnisse studiert und dabei eine tiefe Verbindung zur Bedeutung einer ausgewogenen Ernährung entwickelt.

Mein Ziel ist es, Menschen dabei zu helfen, ihre Gesundheit zu verbessern, ihr Wohlbefinden zu steigern und ihre Ziele im Bereich der Gewichtsabnahme zu erreichen.

Während meiner eigenen Reise zur gesunden Ernährung habe ich festgestellt, dass die richtige Ernährung nicht nur eine Frage der körperlichen Gesundheit ist, sondern auch Auswirkungen auf unser mentales und emotionales Wohlbefinden hat. Ich bin davon überzeugt, dass eine ausgewogene Ernährung die Grundlage für ein erfülltes und glückliches Leben bildet.

In diesem Buch teile ich mein Wissen, meine Erfahrungen und praktische Tipps, die Dir dabei helfen, Deine Ernährungsgewohnheiten zu verbessern und Deine Gewichtsziele zu erreichen.

Ich glaube an eine ganzheitliche Herangehensweise an die Gesundheit, bei der Ernährung, Bewegung und Selbstfürsorge im

Einklang stehen.

Ich möchte Dich ermutigen, Deine Ernährungsgewohnheiten zu überdenken, neue Wege zu entdecken und positive Veränderungen in Dein Leben zu integrieren.

Ich möchte Dich inspirieren, Dein volles Potenzial zu entfalten und eine gesunde Beziehung zu Essen und Ihrem Körper aufzubauen.

Ich bin sicher, dass dieses Buch Dir wertvolle Erkenntnisse, praktische Ratschläge und Inspiration bietet.

Jeder Mensch ist einzigartig, und es ist wichtig, dass Du die für Dich passenden Ansätze und Strategien findest. Sei offen für neue Ideen, experimentiere und höre auf die Bedürfnisse Deines Körpers.

Vielen Dank, dass Du Dich für dieses Buch entschieden hast. Ich bin zuversichtlich, dass es Dir dabei hilft, einen gesunden und erfüllten Lebensstil zu entwickeln.

Ich wünsche Dir viel Erfolg auf Deiner Reise zu einem gesünderen Ich!

meine Web: hier klicken >>>

I. EINLEITUNG

Die Kartoffel – eine wahre Wunderknolle!
Seit Jahrhunderten wird sie weltweit als Grundnahrungsmittel geschätzt und ist aus keiner Küche wegzudenken.
Doch wusstest Du schon, dass Kartoffeln auch eine unschätzbare Unterstützung beim Abnehmen sind?

In diesem Buch tauchen wir tief in die Welt der magischen Kartoffel ein und entdecken ihre erstaunlichen Eigenschaften, die uns dabei helfen, unsere Abnehmziele zu erreichen.

In der heutigen Zeit, in der zahlreiche Diät-Trends und Wunderpillen den Markt überschwemmen, suchen viele Menschen nach einer **natürlichen und gesunden Möglichkeit, Gewicht zu verlieren.**
Die Antwort liegt oft näher, als man denkt – in der Kartoffel.
Die faszinierende Knolle ist nicht nur vielseitig einsetzbar, sondern auch **reich an wichtigen Nährstoffen und Ballaststoffen**, die uns ein **anhaltendes Sättigungsgefühl** geben und den Stoffwechsel ankurbeln können.

Das Ziel dieses Buches ist es, Dir die vielfältigen Möglichkeiten aufzuzeigen, wie Du die Kartoffel in Deine Ernährungsumstellung integrieren kannst, um effektiv und nachhaltig abzunehmen.
Wir werden uns mit den gesundheitlichen Vorteilen der Kartoffel auseinandersetzen, den Einfluss auf den Blutzuckerspiegel und den glykämischen Index betrachten sowie zahlreiche köstliche und ich werde Dir abwechslungsreiche Rezepte präsentieren, die Dir dabei helfen, die Wunderknolle optimal zu nutzen.

Egal, ob Du auf der Suche nach einfachen Frühstücksideen, leichten Mittag- und Abendessen oder köstlichen Snacks und Beilagen bist – die Kartoffel bietet eine Vielzahl an Möglichkeiten, um Deine Mahlzeiten gesund, nahrhaft und abwechslungsreich zu

gestalten.
Ich werde Dir Schritt für Schritt zeigen, wie Du die Rezepte zubereiten kannst und Dir dabei helfen, deinem individuellen Geschmack und Deinen Vorlieben gerecht zu werden.

Darüber hinaus werden wir uns auch mit verschiedenen Diät-Konzepten beschäftigen, in denen Kartoffeln eine wichtige Rolle spielen.
Ob Du Dich für die Kartoffel-Diät interessierst, eine Low-Carb-Ernährung verfolgst oder Dich vegan ernähren möchtest – die Kartoffel kann in unterschiedlichen Ernährungsweisen erfolgreich eingesetzt werden.

Freue Dich auf wertvolle Tipps und Tricks, wie Du langfristig motiviert bleibst und Deine Abnehmziele erreichen kannst.
Die Kartoffel ist mehr als nur ein einfaches Lebensmittel – sie kann Teil einer gesunden Lebensweise werden und Dir dabei helfen, **Deine Wunschfigur zu erreichen und zu halten**.

Tauche mit mir ein in die Welt der magischen Kartoffel und entdecke, wie Du mithilfe dieser Wunderknolle effektiv abnehmen kannst.
Lasse uns gemeinsam die Möglichkeiten erkunden und den Weg zu einem gesünderen und fitteren Ich einschlagen.

A. DIE FASZINATION DER KARTOFFEL ALS WUNDERKNOLLE

Die Kartoffel hat eine faszinierende Geschichte und ist seit jeher ein fester Bestandteil der menschlichen Ernährung.
Ursprünglich in den Anden Südamerikas beheimatet, eroberte sie im Laufe der Zeit die Herzen und Teller der Menschen weltweit.
Doch was macht die Kartoffel zu einer Wunderknolle:

Historischer Hintergrund und Bedeutung der Kartoffel:
Die Kartoffel hat eine lange und bedeutungsvolle Geschichte. Ursprünglich von den Inkas kultiviert, fanden sie **im 16. Jahrhundert ihren Weg nach Europa.**
Insbesondere in Zeiten von Hungersnöten spielte die Kartoffel eine entscheidende Rolle bei der Ernährungssicherheit und trug dazu bei, Millionen von Menschen vor dem Hungertod zu bewahren. Heute ist sie eines der wichtigsten Grundnahrungsmittel weltweit.

Nährstoffgehalt und gesundheitliche Vorteile der Kartoffel:
Die Kartoffel ist ein wahres Nährstoffpaket. Sie enthält eine Vielzahl essentieller Nährstoffe wie **Vitamin C, Kalium, Vitamin B6, Ballaststoffe und Antioxidantien.**
Diese Nährstoffe spielen eine wichtige Rolle für die Gesundheit des Körpers und können helfen, das Immunsystem zu stärken, den Blutdruck zu regulieren und die Verdauung zu fördern.

Die Kartoffel als Sattmacher und Energiequelle:
Aufgrund ihres hohen Ballaststoffgehalts und der komplexen Kohlenhydrate sorgt die Kartoffel für ein langanhaltendes

Sättigungsgefühl.
Dadurch kann sie uns helfen, Heißhungerattacken zu vermeiden und den Kalorienverbrauch zu kontrollieren. Darüber hinaus ist die Kartoffel eine hervorragende Energiequelle und liefert uns die benötigte Energie für den Alltag.
Die Kartoffel ist eine Knolle voller faszinierender Eigenschaften, die sie zu einem Wunderknolle machen. Ihre vielfältigen Nährstoffe, ihre Fähigkeit, ein dauerhaftes Sättigungsgefühl zu vermitteln, und ihre geschichtliche Bedeutung machen sie zu einem wertvollen Begleiter in der Ernährung.
In den nächsten Abschnitten werden wir uns intensiv mit den gesundheitlichen Vorteilen der Kartoffel auseinandersetzen und entdecken, wie sie uns beim Abnehmen unterstützen kann.

B. ZIEL DES BUCHES: ABNEHMEN MIT HILFE DER KARTOFFEL

Das Ziel dieses Buches ist es, Dir eine umfassende Anleitung zu bieten, wie Du mithilfe der Kartoffel effektiv abnehmen kannst. Die Kartoffel ist mehr als nur ein einfaches Nahrungsmittel – sie wird zu einer wertvollen Verbündeten in Deinem Abnehmprozess werden.

Die Kartoffel als natürliche Unterstützung beim Abnehmen:

Ich werde Dir zeigen, wie die Kartoffel auf natürliche Weise dazu beiträgt, Gewicht zu verlieren.
Ihre einzigartigen Eigenschaften machen sie zu einem idealen Bestandteil einer ausgewogenen Ernährungsumstellung.
Die Kartoffel hilft dabei, den Stoffwechsel anzukurbeln, den Blutzuckerspiegel zu regulieren und ein langanhaltendes Sättigungsgefühl zu vermitteln.

Vielfältige Rezepte für eine abwechslungsreiche Ernährung:

In diesem Buch präsentiere ich Dir eine Vielzahl von köstlichen und abwechslungsreichen Rezepten, die auf der Kartoffel basieren.

Egal ob **Frühstück, Mittagessen, Abendessen oder Snacks** – ich biete Dir eine breite Palette an Gerichten, die Dir dabei helfen, Deine Mahlzeiten gesund, nahrhaft und abwechslungsreich zu gestalten.

Du wirst lernen, wie Du die Kartoffel auf kreative Weise in Deine Mahlzeiten integrieren kannst, um Dein Abnehmziel zu erreichen.

Die Kartoffel als Teil einer langfristigen Ernährungsumstellung:

Mein Fokus liegt nicht nur auf kurzfristigen Diäten, sondern auf einer langfristigen Ernährungsumstellung.

Ich möchte Dir zeigen, wie Du die Kartoffel dauerhaft in Deinen Ernährungsplan integrieren kannst, um langfristige Erfolge beim Abnehmen zu erzielen.

Die Kartoffel bietet Dir die Möglichkeit, gesunde und ausgewogene Mahlzeiten zu genießen und gleichzeitig Dein Gewicht zu reduzieren.

Indem Sie die Wunderknolle Kartoffeln gezielt in Deine Ernährung einbeziehst, kannst Du nicht nur Gewicht verlieren, sondern auch von ihren gesundheitlichen Vorteilen profitieren.

Mein Buch wird Dir helfen, die Kartoffel in all ihrer Vielfalt kennenzulernen und zu nutzen, um Ihre Abnehmziele zu erreichen.

Nimm die Herausforderung an und entdecke die magische Kartoffel als Unterstützung auf deinem Weg zu einem gesunden und fitten Körper.

II. GRUNDLAGEN DER KARTOFFEL UND IHRE GESUNDHEITLICHEN VORTEILE

Die Kartoffel ist nicht nur ein leckeres und vielseitiges Nahrungsmittel, sondern auch reich an gesundheitlichen Vorteilen. In diesem Abschnitt werden wir uns mit den Grundlagen der Kartoffel und ihren positiven Auswirkungen auf die Gesundheit befassen.

Historischer Hintergrund und Sortenvielfalt:

Wir werfen einen Blick auf die Geschichte der Kartoffel und ihre Entwicklung von den Anden Südamerikas bis hin zur weltweiten Verbreitung.
Zudem betrachten wir die Vielfalt der Kartoffelsorten, ihre unterschiedlichen Geschmacksprofile und Einsatzmöglichkeiten in der Küche.

Nährstoffgehalt der Kartoffel:

Die Kartoffel ist reich an essentiellen Nährstoffen, die für eine gesunde Ernährung wichtig sind.
Die wichtigsten Nährstoffe der Kartoffeln sind Vitamin C, Vitamin B6, Kalium und Ballaststoffe.
Zudem zeige ich den Kaloriengehalt der Kartoffeln und ihren Beitrag zu einer ausgewogenen Ernährung auf.

Gesundheitliche Vorteile der Kartoffel:

Die Kartoffel bietet zahlreiche gesundheitliche Vorteile, die sie zu einem wertvollen Bestandteil einer ausgewogenen Ernährung machen.
Ich bespreche die **positiven Auswirkungen** der Kartoffel **auf den Blutdruck, die Verdauung, das Immunsystem und die Gewichtsreduktion**.

Zudem betrachte ich die antioxidativen Eigenschaften der Kartoffeln und ihren Beitrag zum Schutz vor bestimmten Krankheiten mit Dir.

Die Kartoffel als Ballaststoffquelle:

Ballaststoffe sind wichtige Bestandteile einer gesunden Ernährung, da sie die Verdauung fördern und für ein langanhaltendes Sättigungsgefühl sorgen.
Ich beleuchte den Ballaststoffgehalt der Kartoffeln und ihre positiven Auswirkungen auf die Darmgesundheit und das Gewichtsmanagement.

Zubereitungsarten und ihre Auswirkungen auf die Gesundheit:

Die Art der Zubereitung kann einen Einfluss auf die gesundheitlichen Vorteile der Kartoffel haben.
Ich präsentiere verschiedene Zubereitungsarten wie Kochen, Dämpfen, Backen oder Braten und betrachten ihre Auswirkungen auf den Nährstoffgehalt und den glykämischen Index der Kartoffel.

Die Kartoffel bietet eine Fülle an gesundheitlichen Vorteilen, die es lohnend machen, sie in die tägliche Ernährung einzubinden.

Durch das Verständnis der Grundlagen der Kartoffel und ihrer gesundheitlichen Aspekte kannst Du diese wertvolle Knolle optimal nutzen, um Deine Gesundheit zu fördern und eine ausgewogene Ernährung zu erreichen.

A. HISTORISCHER HINTERGRUND UND BEDEUTUNG DER KARTOFFEL

Die Geschichte der Kartoffel ist faszinierend und eng mit der menschlichen Entwicklung und Ernährungsgeschichte verbunden. In diesem Abschnitt werden wir uns mit dem historischen Hintergrund und der Bedeutung der Kartoffel befassen.

Ursprung und Verbreitung:

Die Kartoffel stammt ursprünglich aus den Anden in Südamerika, wo sie bereits vor Tausenden von Jahren von indigenen Völkern kultiviert wurde. Die Ureinwohner schätzten die Kartoffel als nahrhaftes Grundnahrungsmittel und nutzten ihre vielseitigen Sorten für verschiedene Zwecke.

Ankunft in Europa:

Die Kartoffel gelangte durch die spanischen Eroberer im

16. Jahrhundert nach Europa. Anfangs wurde sie jedoch von vielen Menschen skeptisch betrachtet und als exotische Pflanze angesehen. Erst nach und nach wurde sie als neue Nahrungsquelle angenommen.

Bedeutung in Zeiten von Hungersnöten:

Die Bedeutung der Kartoffel wurde besonders in Zeiten von Hungersnöten deutlich. Aufgrund ihrer hohen Nährstoffdichte und Anpassungsfähigkeit konnte die Kartoffel dazu beitragen, Hungerkatastrophen zu überwinden und die Ernährungssicherheit zu verbessern.
Insbesondere in Irland spielte die Kartoffel eine tragende Rolle während der Großen Hungersnot im 19. Jahrhundert.

Kartoffel als Grundnahrungsmittel:

Im Laufe der Zeit entwickelten sich Kartoffeln zu einem wichtigen Grundnahrungsmittel in vielen Ländern. Aufgrund ihres hohen Nährstoffgehalts, der einfachen Anbauweise und ihrer Anpassungsfähigkeit an unterschiedliche Klimazonen wurde sie zu einer zuverlässigen Nahrungsquelle für die Bevölkerung.

Kulturelle Bedeutung und kulinarische Vielfalt:

Die Kartoffel hat nicht nur eine ernährungs- physiologische Bedeutung, sondern auch eine kulturelle und kulinarische. Sie wurde zum Symbol für bestimmte Regionen und prägte traditionelle Gerichte und Essgewohnheiten.

Die Vielfalt der Kartoffelsorten ermöglichte eine große Bandbreite an Zubereitungsmöglichkeiten und brachte eine reiche kulinarische Tradition hervor.

Die Kartoffel hat eine bewegte Geschichte und eine große Bedeutung in der menschlichen Ernährung. Von ihren bescheidenen Anfängen in den Anden Südamerikas hat sie sich zu einem globalen Nahrungsmittel entwickelt, das Millionen von Menschen ernährt und ihnen eine sichere Nahrungsquelle bietet. Die Kartoffel ist nicht nur ein einfaches Grundnahrungsmittel, sondern **auch ein Symbol für Ausdauer, Anpassungsfähigkeit und Überlebensfähigkeit in schwierigen Zeiten geworden.**

B. NÄHRSTOFFGEHALT UND GESUNDHEITLICHE VORTEILE DER KARTOFFEL

Die Kartoffel ist nicht nur vielseitig und köstlich, sondern auch reich an wichtigen Nährstoffen, die für unsere Gesundheit von Bedeutung sind.
In diesem Abschnitt werden wir uns mit dem Nährstoffgehalt und den gesundheitlichen Vorteilen der Kartoffel befassen.

Vitamin- und Mineralstoffgehalt:

Die Kartoffel ist eine gute Quelle für verschiedene Vitamine und Mineralstoffe.
Sie enthält **Vitamin C**, das wichtig für das Immunsystem ist, sowie **Vitamin B6**, das eine Rolle im Stoffwechsel spielt.
Zudem ist die Kartoffel reich an **Kalium**, das für die Herzgesundheit und den Blutdruck wichtig ist, sowie Magnesium und Eisen.

Ballaststoffe:

Die Kartoffel ist eine gute Ballaststoffquelle. Ballaststoffe unterstützen die Verdauung und tragen zu einem langanhaltenden Sättigungsgefühl bei. Sie fördern die Darmgesundheit und können helfen, den Cholesterinspiegel zu regulieren.

Antioxidantien:

Die Kartoffel enthält verschiedene Antioxidantien wie Vitamin C und bestimmte Phytochemikalien. Antioxidantien schützen den Körper vor schädlichen freien Radikalen, die zu Zellschäden führen können. Sie spielen eine Rolle bei der Vorbeugung von Krankheiten und der Aufrechterhaltung eines gesunden Immunsystems.

Geringer Fettgehalt:

Die Kartoffel enthält von Natur aus nur wenig Fett. Dadurch ist sie eine fettarme Option in der Ernährung. Eine moderate Aufnahme von Fett ist wichtig, um bestimmte fettlösliche Vitamine aufzunehmen, aber eine zu hohe Fettaufnahme kann zu Gewichtszunahme und anderen Gesundheitsproblemen führen. Die Kartoffel bietet eine gesunde, fettarme Alternative zu anderen stärkehaltigen Lebensmitteln.

Sättigungseffekt:

Aufgrund ihres Ballaststoff- und Stärkegehalts kann die Kartoffel ein langanhaltendes Sättigungsgefühl vermitteln.

Dies trägt dazu bei, dass man weniger isst und somit ein gesundes Körpergewicht aufrechterhält. Die Kartoffel kann Teil einer ausgewogenen Mahlzeit sein und dabei helfen, den Appetit zu kontrollieren.

Die Kartoffel bietet eine Vielzahl von gesundheitlichen Vorteilen aufgrund ihres Nährstoffgehalts. Von Vitaminen und Mineralstoffen über Ballaststoffe bis hin zu Antioxidantien unterstützt die Kartoffel die Gesundheit und das Wohlbefinden. Durch die regelmäßige Einbindung von Kartoffeln in eine ausgewogene Ernährung können wir von ihren gesundheitlichen Vorzügen profitieren und zu einer gesunden Lebensweise beitragen.

C. DIE KARTOFFEL ALS SATTMACHER UND ENERGIEQUELLE

Die Kartoffel hat aufgrund ihrer einzigartigen Eigenschaften die Fähigkeit, uns ein langanhaltendes Sättigungsgefühl zu vermitteln und gleichzeitig eine wertvolle Energiequelle zu sein. In diesem Abschnitt werden wir uns damit beschäftigen, wie die Kartoffel als Sattmacher und Energiequelle fungiert.

Komplexe Kohlenhydrate:
Die Kartoffel enthält komplexe Kohlenhydrate, die vom Körper langsam abgebaut werden. Dies führt zu einem stabilen Anstieg des Blutzuckerspiegels und einem gleichmäßigen Energieniveau. Im Gegensatz zu einfachen Kohlenhydraten, die schnell verdaut werden und zu Energiespitzen und -abfällen führen können, sorgen die komplexen Kohlenhydrate in der Kartoffel für eine lang anhaltende Energieversorgung.

Ballaststoffe für Sättigung:
Die Kartoffel ist auch reich an Ballaststoffen, die eine wichtige Rolle bei der Sättigung spielen. Ballaststoffe nehmen im Magen-Darm-Trakt viel Platz ein und sorgen für ein lang anhaltendes Sättigungsgefühl. Dies kann dazu beitragen, übermäßiges Essen zu vermeiden und das Körpergewicht zu kontrollieren.

Niedriger Fettgehalt:
Die Kartoffel hat von Natur aus einen niedrigen Fettgehalt. Fett ist ein energiereiches Nährstoff und enthält doppelt so viele Kalorien

wie Kohlenhydrate und Proteine. Durch den niedrigen Fettgehalt der Kartoffeln kann man sich satt fühlen, ohne dabei eine große Menge an Kalorien aufzunehmen.

Vielseitige Zubereitungsmöglichkeiten:
Die Kartoffel bietet eine Vielzahl von Zubereitungsmöglichkeiten, um sie als Sattmacher und Energiequelle zu nutzen.
Ob gekocht, gebacken, gestampft oder als Püree - die Kartoffel kann in verschiedenen Formen gegessen werden und ermöglicht eine abwechslungsreiche und sättigende Ernährung.

Kartoffeln sind nicht nur ein sättigendes Lebensmittel, sondern auch eine wertvolle Energiequelle. Durch ihren Gehalt an komplexen Kohlenhydraten, Ballaststoffen und einem niedrigen Fettgehalt kann die Kartoffel uns mit lang anhaltender Energie versorgen und gleichzeitig das Sättigungsgefühl fördern.
Ihre Vielseitigkeit in der Zubereitung ermöglicht es uns, sie in unterschiedlichen Gerichten zu integrieren und somit von ihren sättigenden und energiereichen Eigenschaften zu profitieren.

III. DIE KARTOFFEL IN DER ERNÄHRUNGSUMSTELLUNG

Kartoffeln können eine wertvolle Rolle in einer gesunden Ernährungsumstellung spielen.

In diesem Abschnitt werden wir uns damit befassen, wie die Kartoffel in verschiedenen Aspekten der Ernährungsumstellung genutzt werden kann.

Warum die Kartoffel in der Ernährungsumstellung hilft:
Die Kartoffel ist reich an Ballaststoffen und komplexen Kohlenhydraten, die zu einem langanhaltenden Sättigungsgefühl beitragen können.

Durch die Sättigungswirkung der Kartoffeln werden Heißhungerattacken reduziert und das Einhalten einer kalorienkontrollierten Ernährung erleichtert.

Die Kartoffel hilft somit, das Gesamtkaloriendefizit zu erreichen, das für eine erfolgreiche Gewichtsabnahme erforderlich ist.

Der glykämische Index der Kartoffel und seine Bedeutung:
Der glykämische Index (GI) misst den Einfluss von kohlenhydrathaltigen Lebensmitteln auf den Blutzuckerspiegel.

Die Kartoffel hat einen mittleren bis niedrigen GI, was bedeutet, dass sie den Blutzucker nicht so stark und schnell ansteigen lässt wie hochglykämische Lebensmittel.

Dies ist besonders **relevant für Menschen, die ihre Blutzuckerspiegel stabil halten und Insulinspitzen vermeiden möchten.**

Die Kartoffel als alternative Kohlenhydratquelle:
Die Kartoffel kann eine gesunde Alternative zu raffinierten Kohlenhydraten wie weißem Reis, Nudeln oder Brot darstellen.
Sie ist reich an Ballaststoffen, Vitaminen und Mineralstoffen und enthält weniger Kalorien als diese raffinierten Kohlenhydrate.
Durch den Austausch von raffinierten Kohlenhydraten gegen Kartoffeln kannst Du Deine Ernährung nährstoffreicher gestalten und gleichzeitig das Sättigungsgefühl verbessern.

Vielseitige Zubereitungsmöglichkeiten der Kartoffel:
Die Kartoffel bietet eine breite Palette an Zubereitungsmöglichkeiten, die es Dir ermöglichen, sie in verschiedene Gerichte zu integrieren.
Ob gekocht, gebacken, gestampft oder als Beilage zu Gemüse und Proteinen - die Kartoffel bietet Ihnen zahlreiche Optionen, um Ihre Mahlzeiten schmackhaft und sättigend zu gestalten.

Kartoffeln sind ein wertvoller Bestandteil einer Ernährungsumstellung, insbesondere für Menschen, die abnehmen oder ihre Gesundheit verbessern möchten. Durch ihre Sättigungswirkung, ihren niedrigen glykämischen Index und ihre Vielseitigkeit in der Zubereitung hilft Dir die Kartoffel, Deine Ernährungsziele zu erreichen und eine ausgewogene und gesunde Ernährung zu fördern.
Nutze die vielfältigen Möglichkeiten, die die Kartoffel Dir bietet, um Deine Ernährungsumstellung erfolgreich umzusetzen.

A. WARUM DIE KARTOFFEL BEIM ABNEHMEN HILFT

Die Kartoffeln sind eine wertvolle Unterstützung beim Abnehmen sein. In diesem Abschnitt befassen wir uns, warum die Kartoffel dabei helfen kann, Gewicht zu verlieren.

Sättigungswirkung:
Die Kartoffeln haben aufgrund ihres Ballaststoffgehalts und ihrer komplexen Kohlenhydrate eine gute Sättigungswirkung.
Der Verzehr von Kartoffeln basierten Mahlzeiten führt zu einem langanhaltenden Sättigungsgefühl, das dazu beiträgt, übermäßiges Essen und Heißhungerattacken zu vermeiden.
Dadurch hilft die Kartoffel, das Kaloriendefizit aufrechtzuerhalten, das für eine erfolgreiche Gewichtsabnahme erforderlich ist.

Niedriger Kaloriengehalt:
Die Kartoffel hat von Natur aus einen relativ niedrigen Kaloriengehalt. Im Vergleich zu vielen anderen stärkehaltigen Lebensmitteln wie Reis oder Nudeln enthält die Kartoffel weniger Kalorien pro Portion. Dies ermöglicht es Dir, sättigende Mahlzeiten zu genießen, ohne eine übermäßige Kalorienzufuhr zu haben.

Fettarm und cholesterinfrei:
Die Kartoffel enthält von Natur aus kein Fett und ist cholesterinfrei. Dies macht sie zu einer gesunden Wahl

für Menschen, die Gewicht verlieren möchten. Durch den Verzehr von Kartoffeln kannst Du kalorienreiche, fettige Lebensmittel reduzieren und somit zur Reduzierung der Gesamtkalorienaufnahme beitragen.

Vielseitige Zubereitungsmöglichkeiten:
Die Kartoffel bietet eine Vielzahl von Zubereitungsmöglichkeiten, die es Dir ermöglichen, schmackhafte und sättigende Mahlzeiten zuzubereiten.
Ob gebacken, gekocht, als Püree oder in Form von Kartoffelpuffern - die Kartoffel ist äußerst vielseitig und kann in einer Vielzahl von Gerichten verwendet werden, um Ihre Mahlzeiten abwechslungsreich zu gestalten.

Gesunde Nährstoffe:
Obwohl die Kartoffel hauptsächlich als Kohlenhydratquelle bekannt ist, enthält sie dennoch gesunde Nährstoffe wie Vitamin C, Kalium und Ballaststoffe. Diese Nährstoffe spielen eine wichtige Rolle für die Gesundheit und tragen dazu bei, dass Du Dich beim Abnehmen vital und energiegeladen fühlst.

Die Kartoffel ist eine wertvolle Ergänzung für eine abnehmorientierte Ernährung. Durch ihre Sättigungswirkung, ihren niedrigen Kaloriengehalt, ihre Vielseitigkeit in der Zubereitung und ihre gesunden Nährstoffe hilft Dir die Kartoffel, Dein Gewichts- abnahmeziel zu erreichen.
Nutze die Vorzüge der Kartoffel, um schmackhafte und sättigende Mahlzeiten zu genießen und gleichzeitig Dein Abnehmvorhaben erfolgreich umzusetzen.

B. DER GLYKÄMISCHE INDEX DER KARTOFFEL UND IHRE BEDEUTUNG

Der glykämische Index (GI) ist ein Maß für den Einfluss von kohlenhydrathaltigen Lebensmitteln auf den Blutzuckerspiegel. In diesem Abschnitt werden wir uns mit dem glykämischen Index der Kartoffeln und ihrer Bedeutung befassen.

Der glykämische Index der Kartoffel:
Der glykämische Index der Kartoffel kann je nach Sorte, Reifegrad, Zubereitungsart und Kombination mit anderen Lebensmitteln variieren.
Im Allgemeinen hat die Kartoffel einen mittleren bis niedrigen glykämischen Index. Das bedeutet, dass der Verzehr von Kartoffeln zu einem moderaten und langsamen Anstieg des Blutzuckerspiegels führt, im Vergleich zu hochglykämischen Lebensmitteln, die den Blutzuckerspiegel schnell ansteigen lassen.

Stabile Blutzuckerspiegel:
Aufgrund ihres niedrigen bis mittleren glykämischen Indexes verursacht die Kartoffel keine starken Blutzuckerschwankungen. Stabile Blutzuckerspiegel sind wichtig für die Aufrechterhaltung des Energielevels und die Regulierung des Appetits. Durch den Verzehr von Lebensmitteln mit einem niedrigeren glykämischen Index kannst Du Heißhungerattacken reduzieren und das Sättigungsgefühl verbessern.

Insulinspitzen vermeiden:
Lebensmittel mit einem hohen glykämischen Index führen zu einer schnellen Freisetzung von Insulin, einem Hormon, das den Blutzuckerspiegel reguliert. Durch den Verzehr von Lebensmitteln mit einem niedrigeren glykämischen Index wie der Kartoffel können Insulinspitzen vermieden werden. Dies kann insbesondere für Menschen mit Diabetes oder Insulinresistenz von Vorteil sein.

Sättigungswirkung:
Lebensmittel mit einem niedrigeren glykämischen Index, wie die Kartoffeln, haben aufgrund ihrer langsamen Verdauung und Aufnahme eine längere Sättigungswirkung.
Dies kann dazu beitragen, dass Du Dich nach dem Verzehr von kartoffelbasierten Mahlzeiten länger satt fühlst und somit das Risiko von Zwischenmahlzeiten und übermäßigem Essen verringern.

Langfristige Energieversorgung:
Da die Kartoffel komplexe Kohlenhydrate enthält und den Blutzucker stabil hält, kann sie eine langfristige und konstante Energieversorgung bieten. Dies ist besonders wichtig für Menschen, die sich aktiv betätigen oder eine konstante Energiequelle während des Tages benötigen.

Der glykämische Index der Kartoffeln und ihre Bedeutung zeigen, dass Kartoffeln eine gute Option für eine ausgewogene Ernährung sind.
Durch den Verzehr von Lebensmitteln mit einem niedrigeren glykämischen Index wie der Kartoffel kannst Du stabile Blutzuckerspiegel aufrechterhalten, Insulinspitzen vermeiden, das Sättigungsgefühl verbessern und eine langfristige Energieversorgung gewährleisten.
Integriere die Kartoffeln in Deine Ernährung und nutze ihre Vorteile für eine gesunde und ausgewogene Ernährungsweise.

C. DIE KARTOFFEL ALS ALTERNATIVE KOHLENHYDRATQUELLE

Die Kartoffel kann eine ausgezeichnete Alternative zu raffinierten Kohlenhydraten wie weißem Reis, Nudeln oder Brot darstellen. In diesem Abschnitt werden wir uns damit beschäftigen, warum die Kartoffel als alternative Kohlenhydratquelle in der Ernährung betrachtet werden kann.

Ballaststoffreiche Wahl:
Im Vergleich zu raffinierten Kohlenhydraten ist die Kartoffel reich an Ballaststoffen. Ballaststoffe sind wichtig für eine gesunde Verdauung und können dazu beitragen, dass Sie sich länger satt fühlen. Der Verzehr ballaststoffreicher Lebensmittel wie der Kartoffel kann dazu beitragen, den Blutzuckerspiegel zu regulieren und Heißhungerattacken zu reduzieren.

Nährstoffreiche Option:
Die Kartoffel enthält eine Vielzahl von Nährstoffen, die für eine ausgewogene Ernährung wichtig sind. Sie ist eine gute Quelle für Vitamin C, Vitamin B6, Kalium und Ballaststoffe. Im Vergleich zu raffinierten Kohlenhydraten bietet die Kartoffel eine höhere Nährstoffdichte und kann somit zur Versorgung mit wichtigen Vitaminen und Mineralstoffen beitragen.

Geringere Kalorienaufnahme:
Die Kartoffel hat in der Regel eine niedrige Kaloriendichte als viele raffinierte Kohlenhydratquellen. Dies bedeutet, dass Sie mit einer bestimmten Menge Kartoffeln weniger Kalorien aufnehmen als mit einer ähnlichen Menge an raffinierten Kohlenhydraten. Durch den Austausch von raffinierten Kohlenhydraten gegen Kartoffeln können Sie Ihre Kalorienaufnahme reduzieren und zur Gewichtsabnahme beitragen.

Vielfältige Zubereitungsmöglichkeiten:
Die Kartoffel bietet eine Vielzahl von Zubereitungsmöglichkeiten, die es Ihnen ermöglichen, sie auf verschiedene Arten in Ihre Mahlzeiten zu integrieren. Ob gekocht, gebacken, gestampft oder in Form von Kartoffelpuffern - die Kartoffel bietet Ihnen zahlreiche Möglichkeiten, Ihren Mahlzeiten Vielfalt und Geschmack zu verleihen.

Die Kartoffel als alternative Kohlenhydratquelle kann Ihnen dabei helfen, Ihre Ernährung nährstoffreicher und ausgewogener zu gestalten. Durch den Verzehr von Kartoffeln basierten Mahlzeiten können Sie von den Ballaststoffen, Vitaminen und Mineralstoffen profitieren, die sie enthalten. Gleichzeitig können Sie Ihre Kalorienaufnahme reduzieren und zu einer gesunden Gewichtsabnahme beitragen. Nutzen Sie die vielseitigen Zubereitungsmöglichkeiten der Kartoffel, um Ihre Mahlzeiten abwechslungsreich und gesund zu gestalten.

IV. ABNEHMREZEPTE MIT DER KARTOFFEL

Die Kartoffel kann eine wertvolle Zutat in abnehmorientierten Rezepten sein, da sie sättigend ist und viele gesunde Nährstoffe enthält.

Diese Abnehmrezepte mit der Kartoffel sind nicht nur lecker, sondern auch sättigend und nährstoffreich.

Sie bieten gesunde Alternativen zu traditionellen Gerichten und können Ihnen dabei helfen, Ihre Abnehmziele zu erreichen.

Genießen Sie die Vielseitigkeit der Kartoffel und probieren Sie diese Rezepte für eine gesunde und schmackhafte Ernährungsumstellung aus.

Hier sind köstliche Abnehmrezepte mit der Kartoffel:

A.
KARTOFFELGERICHTE FÜR DAS FRÜHSTÜCK

1. Kartoffelpuffer mit Joghurt-Dip

Die Kartoffelpuffer sind ein klassisches Gericht, das mit Kartoffeln zubereitet wird und als Beilage oder Hauptgericht serviert werden kann.

Begleitet von einem erfrischenden Joghurt-Dip wird dieses Rezept zu einer leckeren und sättigenden Option. Hier ist, wie Sie Kartoffelpuffer mit Joghurt-Dip zubereiten können:

Zutaten für die Kartoffelpuffer:
4 große Kartoffeln, geschält und grob gerieben
1 Zwiebel, fein gehackt
2 Eier
3 Esslöffel Mehl
Salz und Pfeffer nach Geschmack
Öl zum Braten

Zutaten für den Joghurt-Dip:
200 g griechischer Joghurt
1 Knoblauchzehe, fein gehackt
Saft einer halben Zitrone
Salz und Pfeffer nach Geschmack
Frische gehackte Kräuter (z. B. Schnittlauch oder Petersilie) zum

Garnieren

<u>Zubereitung:</u>
Die geriebenen Kartoffeln in einem Küchentuch auspressen, um überschüssige Feuchtigkeit zu entfernen.
Die ausgedrückten Kartoffeln in eine Schüssel geben und die gehackten Zwiebeln, Eier, Mehl, Salz und Pfeffer hinzufügen. Gut vermischen, bis alle Zutaten gleichmäßig verteilt sind.
In einer Pfanne Öl erhitzen. Die Kartoffel Mischung portionsweise in die Pfanne geben und flach drücken, um flache Puffer zu formen. Von beiden Seiten goldbraun braten.
Die gebratenen Kartoffelpuffer auf Küchenpapier abtropfen lassen, um überschüssiges Öl zu entfernen.

Während die Kartoffelpuffer abkühlen, den **Joghurt-Dip zubereiten**. In einer Schüssel den griechischen Joghurt, gehackten Knoblauch, Zitronensaft, Salz und Pfeffer vermengen.

Die Kartoffelpuffer mit dem Joghurt-Dip servieren und mit frisch gehackten Kräutern garnieren.

Die Kartoffelpuffer mit Joghurt-Dip sind ein leckeres Gericht, das sich sowohl als Vorspeise als auch als Hauptgericht eignet. Die knusprigen Kartoffelpuffer harmonieren perfekt mit dem erfrischenden und cremigen Joghurt-Dip.
Genieße diese köstliche Kombination und lasse Dich von ihrem Geschmack verwöhnen.

2. Kartoffel-Rührei

Kartoffel-Rührei ist ein einfaches und dennoch köstliches Gericht, das sich ideal für ein herzhaftes Frühstück oder eine schnelle Mahlzeit eignet. Die Kombination aus Kartoffeln und Rührei liefert eine gute Menge an Proteinen und Kohlenhydraten, die Energie für den Tag liefern. Hier ist, wie Sie Kartoffel-Rührei zubereiten können:

Zutaten:
2 mittelgroße Kartoffeln, geschält und in Würfel geschnitten
4 Eier
1 Zwiebel, fein gehackt
1 Knoblauchzehe, fein gehackt
2 Esslöffel Olivenöl
Salz und Pfeffer nach Geschmack
Frische gehackte Kräuter (z. B. Petersilie oder Schnittlauch) zum Garnieren

Zubereitung:
Die Kartoffelwürfel in einem Topf mit gesalzenem Wasser kochen, bis sie weich sind. Abgießen und beiseite stellen.
In einer Pfanne das Olivenöl erhitzen. Die gehackte Zwiebel und den Knoblauch hinzufügen und bei mittlerer Hitze anbraten, bis sie goldbraun sind.
Die gekochten Kartoffelwürfel in die Pfanne geben und etwa 5 Minuten braten, bis sie leicht knusprig werden.
In einer Schüssel die Eier aufschlagen und verquirlen. Mit Salz und Pfeffer würzen.
Die verquirlten Eier über die Kartoffeln in der Pfanne gießen. Mit einem Holzlöffel vorsichtig umrühren, bis das Ei gestockt ist und eine cremige Konsistenz erreicht hat.
Das Kartoffel-Rührei auf Teller verteilen und mit frisch gehackten Kräutern garnieren.

Das Kartoffel-Rührei ist ein leckeres und nahrhaftes Gericht, das sowohl als Frühstück als auch als Hauptgericht serviert werden kann. Die Kombination aus zarten Kartoffeln und luftigem Rührei macht es zu einer befriedigenden Mahlzeit.
Experimentiere mit Gewürzen und füge nach Belieben weitere Zutaten wie Paprika oder Speck hinzu, um den Geschmack anzupassen.
Genieße dieses herzhafte Gericht zu jeder Tageszeit!

B. LEICHTE MITTAGS- UND ABENDESSEN MIT KARTOFFEL

1. Gebackene Süßkartoffel mit Gemüsefüllung

Gebackene Süßkartoffeln mit Gemüsefüllung sind eine gesunde und sättigende Mahlzeit, die einfach zuzubereiten ist.

Die Süßkartoffel liefert wertvolle Nährstoffe, während die bunte Gemüsefüllung für Geschmack und Abwechslung sorgt.

Hier ist, wie Sie gebackene Süßkartoffeln mit Gemüsefüllung zubereiten können:

Zutaten:

4 mittelgroße Süßkartoffeln

1 rote Paprika, in Streifen geschnitten

1 gelbe Paprika, in Streifen geschnitten

1 Zucchini, gewürfelt

1 Karotte, gewürfelt

1 Zwiebel, gehackt

2 Knoblauchzehen, gehackt

2 Esslöffel Olivenöl

1 Teelöffel Paprikapulver

1/2 Teelöffel Kreuzkümmel

Salz und Pfeffer nach Geschmack

Frische gehackte Petersilie zum Garnieren

<u>Zubereitung:</u>

Den Ofen auf 200 Grad Celsius vorheizen.

Die Süßkartoffeln gründlich waschen und mit einer Gabel mehrmals einstechen. Auf ein mit Backpapier ausgelegtes Backblech legen und für etwa 40-45 Minuten backen, bis sie weich sind.

In der Zwischenzeit das Gemüse vorbereiten. In einer Pfanne das Olivenöl erhitzen und die Zwiebel und den Knoblauch darin anbraten, bis sie goldbraun sind.

Die Paprika, Zucchini und Karotte hinzufügen und weiterbraten, bis das Gemüse weich ist.

Das Paprikapulver, Kreuzkümmel, Salz und Pfeffer hinzufügen und gut vermischen. Weitere 2-3 Minuten braten, damit sich die Aromen verbinden.

Die gebackenen Süßkartoffeln aus dem Ofen nehmen und längs halbieren. Das Innere der Süßkartoffeln vorsichtig mit einer Gabel auflockern.

Die Gemüsemischung in die Süßkartoffeln füllen und gleichmäßig verteilen.

Die gefüllten Süßkartoffeln zurück in den Ofen geben und weitere 10 Minuten backen.

Die gebackenen Süßkartoffeln mit Gemüsefüllung auf den Teller verteilen und mit frisch gehackter Petersilie garnieren.

Gebackene Süßkartoffeln mit Gemüsefüllung sind eine köstliche Möglichkeit, gesundes Gemüse in Ihre Ernährung zu integrieren.

Die Kombination aus weichen, süßen Süßkartoffeln und bunter Gemüsefüllung ergibt eine ausgewogene und sättigende Mahlzeit.

Experimentiere mit verschiedenen Gemüsesorten und Gewürzen, um den Geschmack anzupassen.

Genieße diese nahrhafte Mahlzeit als Hauptgericht oder als Beilage zu anderen Gerichten.

2. Kartoffel-Quinoa-Salat

Der Kartoffel-Quinoa-Salat ist eine gesunde und vielseitige Option, die als Beilage oder leichtes Hauptgericht serviert werden kann. Die Kombination aus Kartoffeln und Quinoa liefert eine gute Menge an Kohlenhydraten und Proteinen, während das bunte Gemüse für Frische und Geschmack sorgt. Hier ist, wie Sie einen köstlichen Kartoffel-Quinoa-Salat zubereiten können:

Zutaten:
4 mittelgroße Kartoffeln, gewaschen und gewürfelt
1 Tasse Quinoa, gewaschen
2 Tassen Gemüsebrühe
1 rote Paprika, gewürfelt
1 gelbe Paprika, gewürfelt
1 Salatgurke, gewürfelt
1 Bund frischer Koriander, gehackt
4 Frühlingszwiebeln, in dünne Scheiben geschnitten
Saft einer Zitrone
3 Esslöffel Olivenöl
Salz und Pfeffer nach Geschmack

Zubereitung:
Die Kartoffelwürfel in einem Topf mit gesalzenem Wasser kochen, bis sie weich sind. Abgießen und beiseite stellen.
In einem separaten Topf die Quinoa mit der Gemüsebrühe zum Kochen bringen. Hitze reduzieren, abdecken und ca. 15-20 Minuten köcheln lassen, bis die Quinoa weich ist und das Wasser aufgenommen hat.
Die gekochten Kartoffelwürfel, Quinoa, Paprikawürfel, Gurkenwürfel, gehackten Koriander und Frühlingszwiebeln in eine große Schüssel geben.
In einer kleinen Schüssel den Zitronensaft, Olivenöl, Salz und Pfeffer vermengen, um ein Dressing zu machen.

Das Dressing über den Salat gießen und alles gut vermengen, bis alle Zutaten gleichmäßig bedeckt sind.

Den Kartoffel-Quinoa-Salat für mindestens 30 Minuten im Kühlschrank ziehen lassen, damit sich die Aromen entfalten können.

Vor dem Servieren den Salat abschmecken und bei Bedarf mit zusätzlichem Salz und Pfeffer würzen.

Der Kartoffel-Quinoa-Salat ist eine leichte und nahrhafte Option, die sich perfekt als gesunde Mahlzeit oder Beilage eignet. Die Kombination aus Kartoffeln, Quinoa und frischem Gemüse liefert wichtige Nährstoffe und sorgt für eine ausgewogene Ernährung. Genießen Sie diesen Salat als Mittagessen, Abendessen oder als Mitbringsel für ein Picknick. Experimentieren Sie gerne mit verschiedenen Gemüsesorten und Gewürzen, um den Geschmack anzupassen.

3. Kartoffel-Gemüsepfanne

Zutaten:

2 große Kartoffeln, gewaschen und in Würfel geschnitten
1 Zucchini, in Scheiben geschnitten
1 Paprika, in Streifen geschnitten
1 Zwiebel, gehackt
2 Knoblauchzehen, gehackt
2 Esslöffel Olivenöl
Salz und Pfeffer nach Geschmack
Frische Kräuter (z. B. Petersilie, Basilikum) zum Garnieren

Zubereitung:

In einer großen Pfanne das Olivenöl erhitzen und die Zwiebeln und den Knoblauch darin anbraten, bis sie goldbraun sind.

Die Kartoffelwürfel hinzufügen und etwa 10 Minuten braten, bis sie weich und goldbraun sind.

Die Zucchini und Paprika hinzufügen und weitere 5-7 Minuten braten, bis das Gemüse gar ist.

Mit Salz und Pfeffer abschmecken und mit frischen Kräutern

garnieren. Heiß servieren.

4. Ofenkartoffel mit griechischem Joghurt-Dip:

<u>Zutaten:</u>
4 mittelgroße Kartoffeln, gewaschen und halbiert
2 Esslöffel Olivenöl
1 Teelöffel Paprikapulver
1/2 Teelöffel Knoblauchpulver
1/2 Teelöffel getrockneter Oregano
Salz und Pfeffer nach Geschmack
200 g griechischer Joghurt
1 Knoblauchzehe, gehackt
Saft einer halben Zitrone
Frische Petersilie zum Garnieren

<u>Zubereitung:</u>
Den Ofen auf 200 Grad Celsius vorheizen.
Die Kartoffelhälften in eine Schüssel geben und mit Olivenöl, Paprikapulver, Knoblauchpulver, Oregano, Salz und Pfeffer vermengen, bis sie gut überzogen sind.
Die Kartoffeln auf ein mit Backpapier ausgelegtes Backblech legen und für etwa 25-30 Minuten backen, bis sie goldbraun und knusprig sind.

Währenddessen den griechischen Joghurt mit Knoblauch, Zitronensaft, Salz und Pfeffer vermischen.

Die gebackenen Kartoffeln mit dem griechischen Joghurt-Dip servieren und mit frischer Petersilie garnieren.

5. Kartoffelsalat mit Joghurtdressing:

<u>Zutaten:</u>
500 g Kartoffeln, gekocht und in Würfel geschnitten

1 Gurke, geschält und in Scheiben geschnitten
2 Frühlingszwiebeln, in dünne Ringe geschnitten
200 g Kirschtomaten, halbiert
3 Esslöffel griechischer Joghurt
1 Esslöffel Dijon-Senf
Saft einer halben Zitrone
1 Esslöffel Olivenöl
Salz und Pfeffer nach Geschmack
Frische Kräuter (z. B. Schnittlauch, Petersilie) zum Garnieren

Zubereitung:
In einer großen Schüssel die Kartoffelwürfel, Gurkenscheiben, Frühlingszwiebeln und Kirschtomaten vermengen.
In einer separaten Schüssel den griechischen Joghurt, Senf, Zitronensaft, Olivenöl, Salz und Pfeffer zu einem Dressing verrühren.
Das Dressing über die Kartoffelmischung gießen und gut vermengen, bis alle Zutaten gleichmäßig bedeckt sind.
Den Kartoffelsalat für mindestens 30 Minuten im Kühlschrank ziehen lassen, damit sich die Aromen entfalten können.
Vor dem Servieren mit frischen Kräutern garnieren..

C. Desserts mit Kartoffeln

Die Kartoffel ist nicht nur für herzhafte Gerichte geeignet, sondern kann auch als Zutat für köstliche Desserts dienen.

Hier sind drei leckere Dessertideen, bei denen die Kartoffel im Mittelpunkt steht:

1.Süße Kartoffel Brownies:

Zutaten:

2 mittelgroße Süßkartoffeln
1/2 Tasse Hafermehl
1/2 Tasse ungesüßtes Kakaopulver
1/4 Tasse Ahornsirup oder Agavendicksaft
1/4 Tasse Kokosöl
1 Teelöffel Vanilleextrakt
1/2 Teelöffel Backpulver
Prise Salz
Optionale Toppings: gehackte Nüsse, Schokoladenstückchen

Zubereitung:

Die Süßkartoffeln schälen, in kleine Stücke schneiden und in einem Topf mit Wasser weich kochen.

Die gekochten Süßkartoffeln abgießen und zu einer glatten Masse pürieren.

In einer Schüssel das Hafermehl, Kakaopulver, Ahornsirup, Kokosöl, Vanilleextrakt, Backpulver und Salz hinzufügen. Gut vermengen.

Das pürierte Süßkartoffelpüree zur Mischung geben und gründlich verrühren.

Die Brownie-Masse in eine mit Backpapier ausgekleidete Backform gießen und bei 180 Grad

Celsius für ca. 25-30 Minuten backen.

Nach dem Abkühlen optional mit gehackten Nüssen oder Schokoladenstückchen garnieren und in Quadrate schneiden. Genießen!

2. Kartoffelkuchen mit Zimt und Äpfeln:

<u>Zutaten:</u>

2 große Kartoffeln, gekocht und gepellt
2 Äpfel, geschält und in dünne Scheiben geschnitten
1 Tasse Haferflocken
1/2 Tasse Mandelmehl
1/4 Tasse Ahornsirup
1/4 Tasse Kokosöl, geschmolzen
1 Teelöffel Zimt
1/2 Teelöffel Backpulver
Prise Salz

<u>Zubereitung:</u>

Die gekochten Kartoffeln zerdrücken oder pürieren.

In einer Schüssel die Kartoffeln, Haferflocken, Mandelmehl, Ahornsirup, Kokosöl, Zimt, Backpulver und Salz vermengen.

Eine runde Backform einfetten und die Hälfte der Teigmischung hineingeben. Gleichmäßig verteilen.

Die Apfelscheiben auf den Teig legen und mit der restlichen Teigmischung bedecken.

Den Kuchen bei 180 Grad Celsius für ca. 25-30 Minuten backen, bis er goldbraun ist.

Den Kuchen abkühlen lassen, in Stücke schneiden und servieren.

3. Kartoffel-Beeren-Crumble:

<u>Zutaten:</u>

3 Tassen gemischte Beeren (z. B. Himbeeren, Blaubeeren, Erdbeeren)
2 Tassen Kartoffeln, gekocht und in Scheiben geschnitten
1/2 Tasse Haferflocken
1/4 Tasse Mandelmehl
1/4 Tasse Ahornsirup oder Agavendicksaft
2 Esslöffel Kokosöl
1 Teelöffel Zimt
Prise Salz

<u>Zubereitung:</u>

Die Beeren in eine Auflaufform geben und gleichmäßig verteilen.

Die gekochten Kartoffelscheiben auf den Beeren verteilen.

In einer Schüssel Haferflocken, Mandelmehl, Ahornsirup, Kokosöl, Zimt und Salz vermengen, bis eine krümelige Textur entsteht.

Die Krümelmasse über die Kartoffeln streuen.

Den Crumble bei 180 Grad Celsius für ca. 20-25 Minuten backen, bis die Beeren saftig und die Krümel goldbraun sind.

Den Crumble abkühlen lassen und warm oder kalt servieren. Optional mit einer Kugel Vanilleeis genießen.

Diese drei Desserts zeigen, wie vielseitig Kartoffeln in der Küche sind. Von schokoladigen Brownies über einen würzigen Apfelkuchen bis hin zu einem fruchtigen Crumble bietet die Kartoffel eine interessante und leckere Alternative für

Dessertliebhaber.

Lasse Dich von diesen Rezepten inspirieren und genieße die süße Seite der Kartoffel!

V. DIE KARTOFFEL IN VERSCHIEDENEN DIÄTKONZEPTEN A. DIE KARTOFFEL-DIÄT: EINE DETAILLIERTE ANLEITUNG

Die Kartoffel-Diät ist eine beliebte Methode, um Gewicht zu verlieren und gleichzeitig von den gesundheitlichen Vorteilen der Kartoffel zu profitieren. Diese Diät basiert auf dem Konsum von hauptsächlich Kartoffeln und kann eine effektive Möglichkeit sein, um Kalorien zu reduzieren und den Körper mit wichtigen Nährstoffen zu versorgen.

Hier ist eine detaillierte Anleitung für die Kartoffel-Diät:

Vorbereitung:

- Konsultiere einen Arzt oder Ernährungsberater, um sicherzustellen, dass die Kartoffel-Diät für Deine individuellen Bedürfnisse geeignet ist.
- Stelle sicher, dass Du Zugang zu verschiedenen Kartoffelsorten hast, um Abwechslung in Deine Mahlzeiten zu bringen.
- Plane Deine Mahlzeiten im Voraus und erstelle eine

Einkaufsliste mit den benötigten Zutaten.

Ernährungsplan:

- Während der Kartoffel-Diät besteht die Hauptmahlzeit aus Kartoffeln.
- Ich empfehle Dir, die Kartoffeln zu kochen oder zu dämpfen, anstatt sie zu frittieren oder mit reichhaltigen Saucen zuzubereiten.
- Esse drei bis vier Portionen Kartoffeln pro Tag, je nach individuellem Kalorienbedarf. Du kannst die Kartoffeln mit Salz, Pfeffer und Gewürzen nach Geschmack würzen.
- Ergänze Deine Mahlzeiten mit gedünstetem Gemüse, frischen Salaten und fettarmen Proteinquellen wie magerem Fleisch, Fisch oder Hülsenfrüchten.
- Trink ausreichend Wasser, um hydratisiert zu bleiben. Vermeide alkoholische Getränke und zuckerhaltige Säfte.

Snacks:

- Wenn Du zwischen den Mahlzeiten hungrig bist, kannst Du kleine Snacks aus Kartoffeln zubereiten, wie z. B. Kartoffelchips im Ofen gebacken oder Kartoffelsticks geröstet.
- Achte darauf, dass die Snacks in Maßen konsumiert werden, um die Gesamtkalorienaufnahme im Auge zu behalten.

Dauer der Diät:

- Die Kartoffel-Diät kann über einen begrenzten Zeitraum von einigen Tagen bis zu mehreren Wochen durchgeführt werden.
- Ich empfehle Dir, die Diät nicht über einen längeren Zeitraum zu praktizieren, da sie eine begrenzte Vielfalt an Nährstoffen bietet.

- Nach Abschluss der Kartoffel-Diät ist es wichtig, eine ausgewogene Ernährung wieder einzuführen, um sicherzustellen, dass alle notwendigen Nährstoffe abgedeckt werden.

Berücksichtigung individueller Bedürfnisse:

- Jeder Körper ist unterschiedlich, und es ist wichtig, auf die individuellen Bedürfnisse und Reaktionen des eigenen Körpers zu achten.
- Wenn Du während der Kartoffel-Diät ungewöhnliche Symptome oder Beschwerden verspürst, breche die Diät ab und suche einen Arzt auf.

Die Kartoffel-Diät kann eine effektive Methode sein, um Gewicht zu verlieren, sollte jedoch mit Vorsicht durchgeführt werden.

Es ist wichtig, eine ausgewogene Ernährung beizubehalten und die Diät nicht über einen längeren Zeitraum durchzuführen.

Kombiniere die Kartoffel-Diät mit regelmäßiger körperlicher Aktivität, um optimale Ergebnisse zu erzielen.

Konsultiere immer einen Fachmann, bevor Du eine Diät beginnst, um sicherzustellen, dass sie für Dich geeignet ist.

B. DIE KARTOFFEL IN DER LOW-CARB-ERNÄHRUNG

Die Kartoffel ist bekannt für ihren hohen Kohlenhydratgehalt, was sie zu einer weniger gängigen Option in einer Low-Carb-Ernährung macht.

Allerdings gibt es Möglichkeiten, Kartoffeln in moderaten Mengen in eine kohlenhydratarme Ernährung einzubauen.

Hier sind einige Aspekte, die bei der Verwendung von Kartoffeln in einer Low-Carb-Ernährung zu beachten sind:

Auswahl der Kartoffelsorten:

- Wähle Kartoffelsorten mit einem niedrigen Stärkegehalt, wie beispielsweise Süßkartoffeln oder bestimmte Sorten von festkochenden Kartoffeln.
- Süßkartoffeln enthalten weniger Kohlenhydrate als herkömmliche Kartoffeln und bieten zusätzlich wertvolle Nährstoffe wie Vitamin A, Vitamin C und Ballaststoffe.

Portionskontrolle:

- Achte auf die Portionsgröße, um den Kohlenhydratgehalt zu kontrollieren.
- Verzehre eine moderierte Menge an Kartoffeln, um Deine tägliche Kohlenhydratzufuhr im Rahmen Deiner Low-Carb-Diät zu halten.

Zubereitungsmethoden:

- Vermeide frittierte Zubereitungsmethoden wie Pommes frites, da diese viel Öl und zusätzliche Kalorien enthalten.
- Wähle stattdessen gesündere Zubereitungsmethoden wie Kochen, Dämpfen, Backen oder Braten mit wenig Öl.

Kombination mit anderen Lebensmitteln:

- Kombinieren Sie die Kartoffel mit proteinreichen Lebensmitteln wie magerem Fleisch, Fisch, Eiern oder Hülsenfrüchten, um eine ausgewogene Mahlzeit zu gewährleisten.
- Füge eine Vielzahl von Gemüse hinzu, um den Nährstoffgehalt zu erhöhen und den Kohlenhydratanteil der Mahlzeit zu verringern.

Individuelle Anpassung:

- Jeder Körper reagiert unterschiedlich auf Kohlenhydrate. Beobachte Deine individuelle Reaktion auf Kartoffeln und passe Deine Ernährung entsprechend an.

Es ist wichtig zu beachten, dass die Verwendung von Kartoffeln in einer Low-Carb-Ernährung individuell angepasst werden sollte. Menschen, die eine sehr strenge Low-Carb-Diät verfolgen, sollten möglicherweise den Verzehr von Kartoffeln einschränken oder ganz darauf verzichten.

Andererseits können moderate Mengen an Kartoffeln in einer ausgewogenen Low-Carb-Ernährung durchaus Platz finden, insbesondere wenn sie mit anderen nährstoffreichen Lebensmitteln kombiniert werden. Konsultiere immer einen Fachmann, um die beste Ernährungsstrategie für deine individuellen Bedürfnisse zu finden.

C. DIE KARTOFFEL IN DER VEGANEN ERNÄHRUNG

Kartoffeln spielen eine wichtige Rolle in der veganen Ernährung, da sie eine vielseitige und nahrhafte Zutat ist.

Sie kann als Hauptbestandteil vieler veganer Gerichte verwendet werden und bietet eine gute Quelle für Kohlenhydrate, Ballaststoffe, Vitamine und Mineralstoffe.

Hier sind einige Aspekte, die bei der Verwendung von Kartoffeln in einer veganen Ernährung zu beachten sind.

Vielseitigkeit der Kartoffel:

- Die Kartoffel kann auf verschiedene Arten zubereitet werden, darunter kochen, dämpfen, backen, braten und pürieren. Dies ermöglicht eine große Vielfalt an veganen Gerichten wie Kartoffelcurry, Kartoffelstampf, Kartoffelsuppe, gebackene Kartoffeln und vieles mehr.

Nährstoffreichtum:

- Kartoffeln enthalten komplexe Kohlenhydrate, die dem Körper langanhaltende Energie liefern. Sie sind auch reich an Ballaststoffen, die die Verdauung fördern.
- Kartoffeln enthalten auch wichtige Vitamine und Mineralstoffe wie Vitamin C, Vitamin B6, Kalium und Eisen.

Füllende Mahlzeiten:

- Kartoffeln haben einen hohen Sättigungseffekt, was sie zu einer idealen Zutat für vegane Mahlzeiten macht. Sie helfen dabei, das Hungergefühl zu reduzieren und tragen zur langfristigen Sättigung bei.

Kombination mit anderen veganen Lebensmitteln:

- Kombiniere Kartoffeln mit einer Vielzahl von veganen Lebensmitteln, um eine ausgewogene Mahlzeit zu erhalten. Zum Beispiel können Sie Kartoffeln mit Gemüse, Hülsenfrüchten, Tofu oder veganen Proteinalternativen wie Tempeh kombinieren, um die Nährstoffdichte zu erhöhen.

Kartoffelprodukte und Alternativen:

- Neben frischen Kartoffeln kannst Du auch Kartoffelprodukte wie Kartoffelmehl, Kartoffelstärke oder Kartoffelchips in deiner veganen Küche verwenden.
- Es gibt auch **Alternativen** zu Kartoffeln wie **Süßkartoffeln oder Yamswurzeln**, die ähnliche Verwendungsmöglichkeiten bieten und ebenfalls reich an Nährstoffen sind.

Die Kartoffel ist ein vielseitiges und nährstoffreiches Lebensmittel, das in der veganen Ernährung häufig verwendet wird. Sie kann dazu beitragen, eine ausgewogene und gesunde Mahlzeit zu schaffen, die den Bedarf an Kohlenhydraten, Ballaststoffen und anderen wichtigen Nährstoffen deckt.
Sei kreativ und experimentiere mit verschiedenen Zubereitungsmethoden und Kombinationen, um köstliche vegane Gerichte mit Kartoffeln zu kreieren.

VI. TIPPS UND TRICKS FÜR DEN LANGFRISTIGEN ABNEHMERFOLG MIT KARTOFFELN

Um den langfristigen Abnehmerfolg mit Kartoffeln zu erreichen, ist es wichtig, einige Tipps und Tricks zu beachten.

Hier sind einige Empfehlungen, wie Du die Kartoffel in Deine Ernährung integrieren und Deine Abnehmziele erreichen kannst:

Portionskontrolle:

- Achte auf die Portionsgröße, um die Gesamtkalorienaufnahme im Auge zu behalten.
- Messe die Menge der verzehrten Kartoffeln ab, um die Portionsgröße zu kontrollieren und ein Überessen zu vermeiden.

Zubereitungsmethoden:

- Wähle gesunde Zubereitungsmethoden wie Kochen, Dämpfen, Backen oder Braten mit wenig oder keinem zusätzlichen Fett.
- Vermeide frittierte Zubereitungsmethoden wie Pommes frites, da diese zusätzliche Kalorien und Fett

enthalten.

Vielfalt der Kartoffelsorten:

- Probiere verschiedene Kartoffelsorten aus, um Abwechslung in Deine Mahlzeiten zu bringen. Versuche zum Beispiel festkochende Kartoffeln, Süßkartoffeln oder violettfarbene Kartoffeln.
- Jede Sorte hat ihre eigenen Nährstoffeigenschaften und Geschmacksprofile.

Kombination mit gesunden Zutaten:

- Ergänze Deine Kartoffelgerichte mit einer Vielzahl von gesunden Zutaten wie gedünstetem Gemüse, fettarmem Eiweiß (z. B. Hühnchen oder Fisch), Salat und gesunden Gewürzen.
- Dies erhöht den Nährstoffgehalt Deiner Mahlzeit und sorgt für eine ausgewogene Ernährung.

Ausgewogene Ernährung insgesamt:

- Denke daran, dass eine ausgewogene Ernährung nicht nur aus Kartoffeln besteht.
- Integriere andere nährstoffreiche Lebensmittel wie Obst, Gemüse, Vollkornprodukte und gesunde Fette in Deine Mahlzeiten, um sicherzustellen, dass sie alle notwendigen Nährstoffe erhalten.

Regelmäßige körperliche Aktivität:

- Ergänze Deine gesunde Ernährung mit regelmäßiger körperlicher Aktivität, um den Gewichtsverlust zu fördern und Deine Gesundheit zu verbessern.
- Wähle Aktivitäten, die Dir Spaß machen und die Du regelmäßig ausüben können.

Individuelle Anpassung:

- Jeder Körper ist einzigartig. Beachte

Deine individuellen Bedürfnisse, Geschmäcker und Reaktionen auf Kartoffeln und passe sie Deiner Ernährung entsprechend an.

Es ist wichtig zu beachten, dass eine ausgewogene Ernährung und ein gesunder Lebensstil der Schlüssel zum langfristigen Abnehmerfolg sind.

Kartoffeln können wertvolle Lebensmittel sein, um dieses Ziel zu erreichen, aber es ist wichtig, sie auf eine ausgewogene und vielseitige Weise zu konsumieren.

Sei geduldig, setze realistische Ziele um die beste Strategie für Deinen individuellen Abnehmerfolg zu entwickeln.

A. DIE RICHTIGE ZUBEREITUNG UND LAGERUNG VON KARTOFFELN

Die richtige Zubereitung und Lagerung von Kartoffeln Kartoffeln sind nicht nur vielseitig in der Küche einsetzbar, sondern auch eine großartige Quelle von Kohlenhydraten, Ballaststoffen und wichtigen Nährstoffen.

Damit Du das Beste aus Deinen Kartoffeln herausholen kannst, ist es wichtig, sie richtig zuzubereiten und zu lagern.

Hier sind einige Tipps, um sicherzustellen, dass Deine Kartoffeln frisch, schmackhaft und nährstoffreich bleiben:

Die Wahl der richtigen Kartoffelsorte:
Es gibt verschiedene Sorten von Kartoffeln, jede mit ihren eigenen Eigenschaften und Verwendungsmöglichkeiten.
Festkochende Kartoffeln eignen sich gut für Salate und Bratkartoffeln, während mehligkochende Sorten ideal für Pürees und Suppen sind. Wähle die Kartoffelsorte entsprechend dem gewünschten Ergebnis aus.

Die richtige Lagerung:
Bewahre Kartoffeln an einem kühlen, dunklen und gut belüfteten Ort auf. Temperaturen zwischen 7 und 10 Grad Celsius sind ideal. Achte darauf, dass die Kartoffeln **nicht dem Licht ausgesetzt**

werden, da sie sonst grün werden können. Vermeide auch die **Lagerung in der Nähe von Zwiebeln,** damit die Zwiebeln das Reifen der Kartoffeln nicht beschleunigen können.

Vor dem Kochen waschen:
Vor der Zubereitung solltest Du die Kartoffeln gründlich waschen, um Schmutz und überschüssige Stärke zu entfernen. Dadurch erhältst Du eine saubere Oberfläche und verbesserst die Textur des fertigen Gerichts.

Die richtige Zubereitungsmethode:
Die Art der Zubereitung hängt von Deinem Rezept und Deinen Vorlieben ab.
Kartoffeln können gekocht, gebraten, gebacken oder gegrillt werden.

Achte darauf, dass die Kartoffeln gleichmäßig geschnitten sind, damit sie gleichmäßig garen.

Die richtige Kochzeit:
Die Kochzeit variiert je nach Größe und Sorte von Kartoffeln sowie der gewünschten Konsistenz. Überprüfe regelmäßig die Garstufe, indem Du mit einer Gabel in die Kartoffel stichst. Wenn sie sich leicht durchstechen lässt, sind sie fertig.

Reste richtig aufbewahren:
Falls Du überschüssige gekochte Kartoffeln hast, kannst Du diese im Kühlschrank aufbewahren. Stelle sicher, dass sie in einem luftdichten Behälter sind, um Austrocknung zu verhindern.
Gekochte Kartoffeln können auch eingefroren werden, allerdings können sie nach dem Auftauen etwas an Textur verlieren.

Indem Du diese Tipps zur Zubereitung und Lagerung von Kartoffeln beachtest, kannst Du sicherstellen, dass Du immer köstliche und nährstoffreiche Kartoffelgerichte genießen kannst.

Lasse Deiner Kreativität in der Küche freien Lauf und probiere verschiedene Rezepte aus, um das volle Potenzial der Kartoffel auszuschöpfen.

B. VARIATIONEN UND KREATIVE IDEEN FÜR KARTOFFELGERICHTE

Kartoffeln sind eine äußerst vielseitige Zutat in der Küche und bieten unendlich viele Möglichkeiten für leckere und kreative Gerichte.

Hier sind einige Variationen und Ideen, wie Du Deine Kartoffelgerichte aufpeppen kannst:

Gebackene Kartoffeln:

Neben den klassischen Ofenkartoffeln kannst Du Deine gebackenen Kartoffeln mit verschiedenen Gewürzen und Kräutern würzen.

Versuche es mit Knoblauch, Rosmarin, Paprika oder Curry für eine extra Geschmacksnote.

Kartoffelgratin:

Verwöhne Dich mit einem cremigen Kartoffelgratin. Experimentiere mit unterschiedlichen Käsesorten wie Cheddar, Gruyère oder Parmesan, um den Geschmack zu variieren. Fügen Sie auch gerne Zwiebeln, Spinat oder Speck hinzu, um dem Gericht eine besondere Note zu verleihen.

Kartoffelpüree:

Verfeinere Dein Kartoffelpüree, indem Du zusätzliche Zutaten wie gerösteten Knoblauch, sautierten Spinat oder geriebenen Käse hinzufügst.

Du kannst auch Süßkartoffeln für eine interessante Farb- und Geschmackskombination verwenden.

Kartoffel-Rösti:
Rösti sind knusprige Kartoffelpfannkuchen, die sich hervorragend als Beilage oder Hauptgericht eignen. Experimentiere mit verschiedenen Gewürzen oder füge geriebenes Gemüse wie Karotten oder Zucchini hinzu, um Deine Rösti noch interessanter zu gestalten.

Kartoffelsalat:
Gebe Deinem Kartoffelsalat eine neue Wendung, indem Du verschiedene Dressings verwendest.
Probiere ein cremiges Joghurtdressing mit Kräutern oder ein leichtes Vinaigrette-Dressing mit Senf und Essig.
Füge auch gerne gehackte frische Kräuter wie Petersilie, Dill oder Schnittlauch hinzu.

Kartoffel-Gemüsepfanne:
Eine bunte und gesunde Option ist eine Kartoffel-Gemüsepfanne. Kombiniere Deine Kartoffeln mit verschiedenen Gemüsesorten wie Paprika, Zucchini, Brokkoli oder Aubergine.
Würze die Pfanne mit Gewürzen wie Paprika, Kreuzkümmel oder Curry für zusätzlichen Geschmack.

Kartoffel-Suppe:
Eine warme Kartoffel-Suppe ist perfekt für kältere Tage. Probiere verschiedene Variationen wie eine cremige Kartoffel-Lauch-Suppe oder eine würzige Kartoffel-Chorizo-Suppe.
Garniere Deine Suppe mit frischen Kräutern oder knusprigen Speckstücken für den letzten Schliff.

Diese sind nur einige Beispiele für die Vielfalt der Kartoffelgerichte.
Lasse Deiner Kreativität freien Lauf und experimentiere mit unterschiedlichen Gewürzen, Zutaten und Zubereitungsarten.
Die Kartoffel bietet unendliche Möglichkeiten, um Deinen

Geschmack zu befriedigen und neue kulinarische Erlebnisse zu entdecken.

C. DIE KARTOFFELN ALS TEIL EINES AUSGEWOGENEN ERNÄHRUNGSPLANS

Kartoffeln sind ein vielseitiges und nährstoffreiches Lebensmittel, das einen wichtigen Platz in einem ausgewogenen Ernährungsplan einnimmt.

Hier sind einige Gründe, warum Kartoffeln eine wertvolle Ergänzung zu Deiner Ernährung sind:

Kohlenhydratquelle:

Kartoffeln sind eine ausgezeichnete Quelle für komplexe Kohlenhydrate. Sie liefern langanhaltende Energie, die für einen aktiven Lebensstil unerlässlich ist.

Die Kohlenhydrate in Kartoffeln werden langsam verdaut und halten den Blutzuckerspiegel stabil, was ein konstantes Energieniveau gewährleistet.

Ballaststoffreich:

Kartoffeln enthalten auch Ballaststoffe, die wichtig für eine gesunde Verdauung sind. Ballaststoffe fördern die Darmgesundheit, regulieren die Verdauung und tragen zur Sättigung bei.

Durch den Verzehr von Kartoffeln kannst Du eine bessere

Kontrolle über Dein Gewicht halten und das Risiko von Verdauungsproblemen reduzieren.

Reich an Vitaminen und Mineralstoffen:
Kartoffeln enthalten eine Reihe von wichtigen Vitaminen und Mineralstoffen. Sie sind eine gute Quelle für **Vitamin C**, das das Immunsystem stärkt, sowie für **Vitamin B6**, das für den Stoffwechsel und die Gehirnfunktion wichtig ist. Kartoffeln enthalten auch **Kalium**, ein Mineralstoff, der für die Muskel- und Herzgesundheit unerlässlich ist.

Fett- und cholesterinarm:
Kartoffeln sind von Natur aus fett- und cholesterinarm, was sie zu einer gesunden Wahl für Menschen macht, die ihr Gewicht kontrollieren oder ihre Herzgesundheit verbessern möchten.
Vermeide jedoch fettreiche Beilagen wie Butter oder Sahne, um den gesundheitlichen Nutzen der Kartoffeln zu maximieren.

Vielseitige Zubereitungsmöglichkeiten:
Kartoffeln lassen sich auf verschiedene Arten zubereiten und in eine Vielzahl von Gerichten integrieren.
Sie können gekocht, gebacken, gebraten oder zu Püree verarbeitet werden.
Sie passen gut zu verschiedenen Gewürzen, Kräutern und anderen Zutaten und bieten somit eine Vielzahl von Geschmackserlebnissen.

Um die Vorteile von Kartoffeln in einem ausgewogenen Ernährungsplan zu maximieren, ist es wichtig, auch andere nährstoffreiche Lebensmittel einzubeziehen. Kombiniere Kartoffeln mit magerem Eiweiß wie Hähnchenbrust oder Fisch sowie eine Vielzahl von Gemüse, um eine ausgewogene Mahlzeit zu kreieren. Achte darauf, die Portionsgrößen zu kontrollieren und die Kartoffeln in Kombination mit anderen nährstoffreichen Lebensmitteln zu genießen.

Kartoffeln können einen wertvollen Beitrag zu einer ausgewogenen Ernährung leisten.

Achte darauf, eine Vielzahl von Lebensmitteln in Deinen Speiseplan aufzunehmen und Deine Mahlzeiten ausgewogen zu gestalten.
Indem Du die vielseitigen Möglichkeiten der Kartoffeln erkundest, kannst Du eine gesunde Ernährung genießen und gleichzeitig von ihren nährstoffreichen Vorteilen profitieren.

VII. INSPIRATION

*Motivation und Tipps für
den Durchhaltewillen*

Auf dem Weg zu einer gesunden Lebensweise und dem Erreichen Deiner Ziele kann es manchmal schwierig sein, den Durchhaltewillen aufrechtzuerhalten.
Aber lasse Dich nicht entmutigen!
Hier sind einige Tipps und Inspirationen, um Deine Motivation zu steigern und Deinen Durchhaltewillen zu stärken:

Setze realistische Ziele:
Setze Dir klare und realistische Ziele, die zu Deiner Lebenssituation passen!
Mache Dir bewusst, dass Veränderungen Zeit brauchen und dass es normal ist, auf Hindernisse zu stoßen. Kleine Fortschritte sind genauso wichtig wie große Meilensteine.

Finde Deine persönliche Motivation:
Identifiziere Gründe, warum Du Deine Ziele erreichen willst.
Ob es darum geht, Deine Gesundheit zu verbessern, mehr Energie zu haben oder Dich in Deiner Haut wohler zu fühlen, halte diese Motivationsfaktoren im Hinterkopf.
Schreibe sie auf und lese sie regelmäßig, um Dich daran zu erinnern, warum Du diesen Weg gewählt hast.

Belohnen Sie sich:
Plane kleine Belohnungen für Deine Fortschritte. Dies kann ein entspannendes Bad, ein Ausflug in die Natur oder der Kauf eines neuen Sportgeräts sein.
Diese Belohnungen sind eine Anerkennung für Deine Anstrengungen und helfen Dir, Deine Motivation aufrechtzuerhalten.

Umgebe Dich mit Unterstützung: Suche Dir Gleichgesinnte, die ähnliche Ziele haben oder bereits einen ähnlichen Weg gegangen sind.
Teile Deine Erfahrungen, tausche Tipps aus und motiviert Euch gegenseitig. Das Gefühl der Gemeinschaft kann Dir helfen, auf Kurs zu bleiben und den Durchhaltewillen zu stärken.

Sei geduldig und liebevoll zu Dir selbst:
Veränderungen brauchen Zeit, und es ist normal, dass es Rückschläge gibt.
Sei geduldig mit Dir selbst und akzeptieren, dass es Höhen und Tiefen gibt!
Verurteile Dich nicht wegen eines Fehlers, sondern nutze ihn als Lernerfahrung und gehe gestärkt daraus hervor.

Finde Freude an der Reise:
Stelle sicher, dass Du Deine neuen Gewohnheiten und den Prozess selbst genießt!
Wähle Aktivitäten und Lebensmittel, die Dir Freude bereiten und Deine Motivation steigern.
Wenn Du Spaß daran hast, was Du tuest, wird es leichter sein, am Ball zu bleiben.

Visualisiere Deinen Erfolg:
Stelle Dir vor, wie es sich anfühlt, wenn Du Deine Ziele erreicht hast.
Visualisiere Dein zukünftiges Ich, wie es gesund, energiegeladen und glücklich ist.
Dieses Buch kann Dir helfen, Deinen Fokus zu bewahren und den Durchhaltewillen zu stärken.
Denke daran, dass Durchhaltevermögen keine konstante Eigenschaft ist, sondern eine Fähigkeit, die entwickelt werden kann.
Nimm Dir Zeit für Selbstreflexion, um herauszufinden, welche Strategien für Dich am besten funktionieren.

Und vor allem: **Gib nicht auf!**
Jeder Schritt in Richtung Deiner Ziele ist ein Schritt in die richtige Richtung.

Bleib motiviert, halte Deinen Durchhaltewillen hoch und glaube an Dich selbst.

**Du bist auf dem richtigen Weg zu einem
gesunden und erfüllten Leben!**

meine Web: hier klicken